LE

PHOTOPHORE ÉLECTRIQUE

FRONTAL

DE MM. P. HELOT ET G. TROUVÉ

Par le Dr Paul HELOT

Chirurgien chef des hôpitaux, Président de la Société de Médecine de Rouen,
Membre correspondant de la Société clinique de Paris, etc.

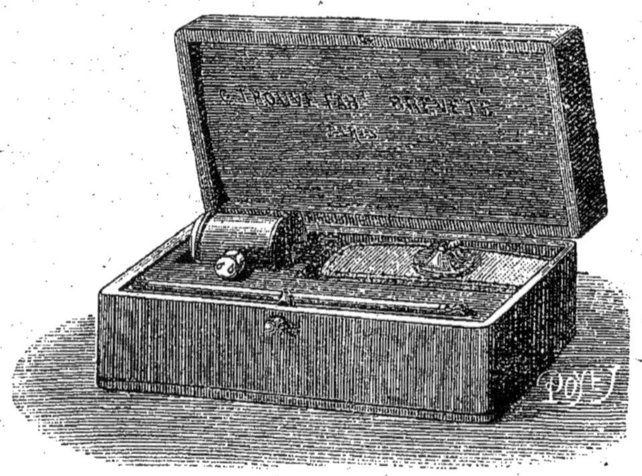

ROUEN
IMPRIMERIE LÉON DESHAYS
Rue des Carmes, 58

—

1883

LE
PHOTOPHORE ÉLECTRIQUE

FRONTAL

Du Dʳ P. HELOT et de M. G. TROUVÉ.

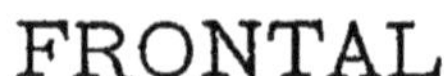

Le photophore électrique est une application à la médecine des lampes à incandescence dans le vide. Jusqu'à ce jour, l'on n'avait pu employer ces appareils qu'en grand, en les animant avec de puissantes machines dynamo ou magneto-électriques, ou bien à l'aide d'accumulateurs chargés au moyen de ces mêmes machines.

M. G. Trouvé, en apportant à la pile au bichromate de potasse de notables perfectionnements, a permis d'utiliser pour l'usage domestique ce merveilleux éclairage qui paraissait pour longtemps encore réservé à la grande industrie, ou aux établissements assez importants pour ne pas craindre une installation onéreuse.

Si l'éclairage domestique au moyen des lampes à incandescence et de la pile de M. G. Trouvé est un fait désormais acquis, il n'en reste pas moins un

éclairage de luxe, tandis que l'appareil que nous
présentons aujourd'hui au corps médical est essentiellement pratique, d'un emploi plus facile, et pas
plus onéreux qu'aucun des autres systèmes d'éclairage
médical.

L'appareil se compose d'une lampe à incandescence
dans le vide, comprise dans un cylindre métallique,
entre un réflecteur et une lentille convergente.

La figure 1 montre la coupe de l'appareil, l'enve-
loppe, le globe de verre rond de la lampe, avec son
filament de charbon au milieu; en avant la lentille
qui projette les rayons lumineux, et enfin, au-dessus
les deux conducteurs souples qui amènent le courant.

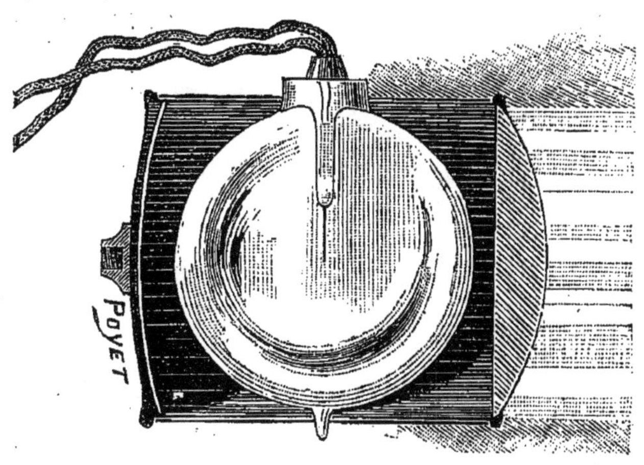

Fig. 1. — Photophore électrique, grandeur naturelle.

Très léger et peu volumineux, ce photophore s'ap-
plique sur le front, comme le miroir des laryngologistes ou des auristes, soit au moyen d'une plaque

frontale et d'une courroie élastique (fig. 2), soit par
un ressort antéro-postérieur, prenant son point d'ap-
pui sur le front et à l'occiput, soit enfin, suivant les
convenances de l'opérateur, au moyen d'une couronne
métallique cachée dans une calotte de soie.

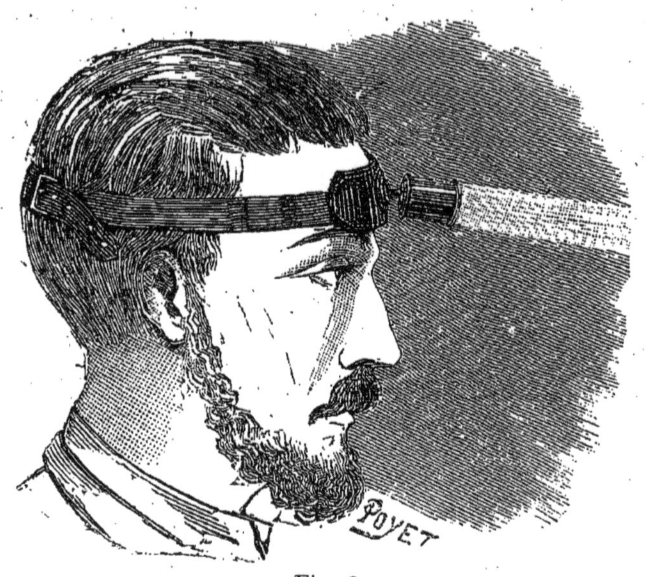

Fig. 2.

Un léger déplacement de la lentille en fait varier le
champ lumineux avec la plus grande facilité.

Placée dans l'axe des yeux, la lumière accompagne
pour ainsi dire le regard de l'opérateur, qui n'a nulle-
ment à s'en occuper.

Ici, pas de table encombrante et machinée, inter-
posée entre le médecin et le malade, aucun apprentis-
sage à faire pour diriger la lumière, car l'appareil est
fixé sur la plaque frontale par une tête ronde, en-

châssée dans une cavité de même forme, permettant les mouvements d'élévation et d'abaissement, aussi bien que ceux de latéralité, en un mot c'est une articulation en énarthrose, pouvant produire la circumduction.

La lumière est fournie dans notre appareil par une lampe de la dimension d'une petite noix. Au moyen d'un artifice de construction, M. Trouvé est arrivé à rendre central le point lumineux et à supprimer ainsi les inconvénients produits par l'image de la lampe au foyer de la lentille.

L'intensité de la lampe peut être évaluée à 8, à 10 bougies. L'expérience nous a montré que non seulement cette intensité était suffisante dans tous les cas où le médecin a besoin d'employer la lumière électrique, mais que c'était celle qu'il était le plus avantageux d'employer. Il va sans dire que rien ne serait plus facile que de doubler et même de quadrupler l'intensité de la lumière. Mais alors, il faudrait augmenter proportionnellement la force de la pile, et apporter quelques modifications à l'appareil, pour éviter que l'opérateur ne soit incommodé par la chaleur.

Le bon fonctionnement de notre lampe exige un courant constant de 8 à 12 volts qui nous est fourni avec la plus grande facilité par la pile au bichromate de potasse sursaturée de M. G. Trouvé. (Voir p. 12).

Cette pile, en effet, qui peut d'une façon continue alimenter plusieurs lampes de grande intensité pendant 8 ou 10 heures consécutives (1), fournit un

(1) Académie des Sciences, séance du 19 mars 1883, présentation de M. du Moncel.

nombre d'heures de travail beaucoup plus considérable pour l'usage auquel nous la destinons. Elle peut rester chargée pendant 8 à 10 semaines et plus, fournissant chaque jour la lumière pour plusieurs examens ou opérations.

Bien que M. G. Trouvé réduise les dimensions de sa pile type quand on la destine uniquement à l'éclairage du photophore, et qu'on renonce à l'employer pour la galvano-caustique thermique, ou pour actionner, au moyen de son moteur, la machine di-électrique de Carré ou le tour de White des dentistes, elle est assez lourde et difficile à déplacer. C'est essentiellement une pile de cabinet, très commode, toujours prête à fonctionner, ne répandant aucune odeur et, comme on l'a vu, ne dépensant que lorsqu'on lui demande du travail.

Pour faire fonctionner le photophore en dehors du cabinet de l'opérateur, on emploie une petite pile portative, dont la durée d'action est forcément limitée par ses dimensions. Cependant, comme cette pile peut être très facilement rechargée au cours même d'une opération, on pourra lui donner la préférence à cause de son prix très peu élevé, dans le cas où l'on aurait l'intention de ne se servir qu'exceptionnellement du photophore.

De plus, dans les hôpitaux où l'emploi de la lumière électrique trouve très souvent son application tantôt à une place, tantôt à une autre, pour éviter le transport toujours difficile de la grande pile, on peut utiliser le courant fourni par une petite machine magnéto-électrique, actionnée à la main, d'un poids et d'un volume très peu considérables, et par conséquent d'un emploi très facile.

Nous renonçons pour le moment à l'usage des accumulateurs électriques, préférant employer directement la pile ou la petite machine magnéto-électique de M. G. Trouvé.

Si l'on préfère se servir du photophore sans le mettre sur le front, rien n'est plus facile que de le transformer en appareil fixe que l'on posera sur une table ou que l'on fixera au moyen d'une vis de pression sur le bras d'un fauteuil.

Pour cela on se sert d'une tige dont la hauteur peut

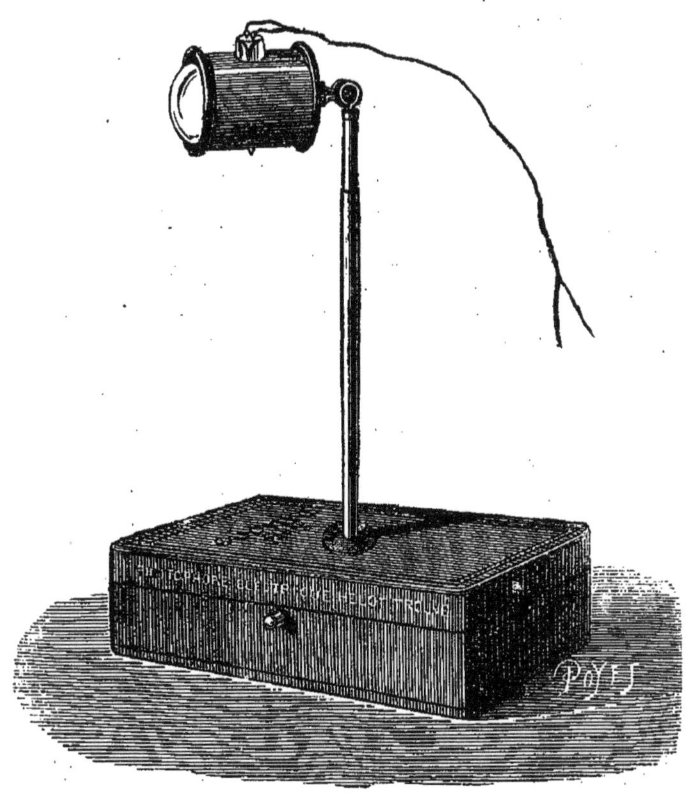

Fig. 3.

varier de 28 à 40 centimètres et qui se visse sur
l'écrin même de l'instrument (fig. 3). Un pied plus
massif est destiné aux hôpitaux et aux cliniques (fig. 4).
Par un mécanisme d'une extrême simplicité, l'instrument prend toutes les positions que l'on désire, ce
qui ne peut s'obtenir par aucun autre appareil
d'éclairage.

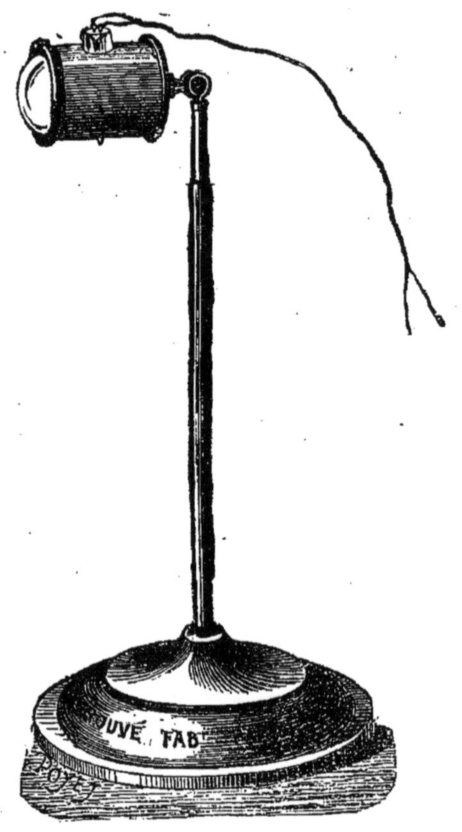

Fig. 4.

Pour l'auto-laryngoscopie, exercice si utile pour les
débutants, on fixe un miroir mobile sur le cylindre du
photophore.

Enfin, un appareil destiné aux cliniques d'ophtalmologie peut, à volonté, envoyer la lumière dans deux ou quatre directions différentes, et permettre d'examiner en même temps plusieurs malades avec le même foyer lumineux (fig. 5).

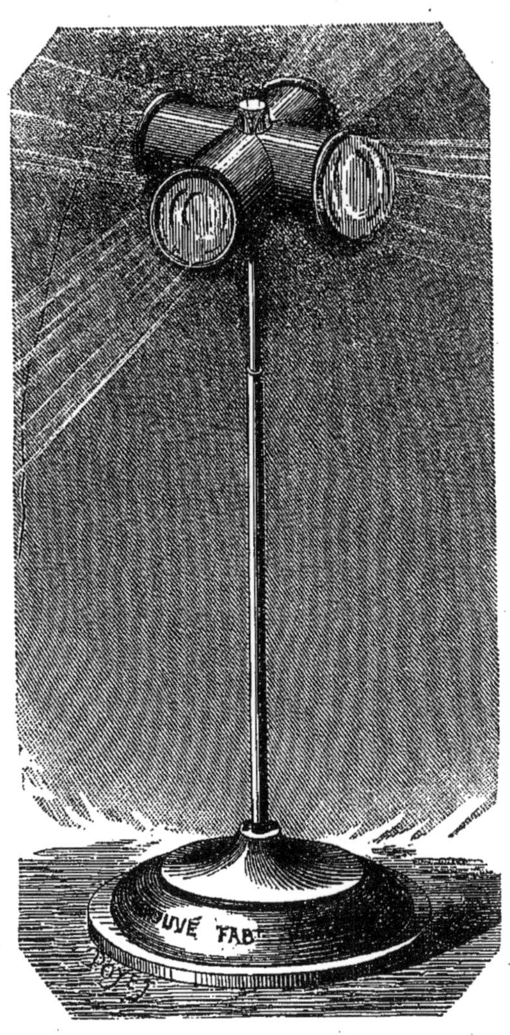

Fig. 5.

Ce puissant appareil d'éclairage, dont un des grands avantages est de conserver aux tissus leur couleur, peut trouver son application dans un grand nombre de circonstances, qu'il s'agisse d'éclairer un champ opératoire profondément situé, ou des cavités naturelles comme la bouche, la gorge, les oreilles, le vagin, etc.

Les gynécologistes trouveront fréquemment l'occasion de l'utiliser dans certaines opérations délicates, demandant beaucoup de lumière. Cet éclairage intense facilite beaucoup l'opération si laborieuse de la fistule vésico-vaginale. Il peut rendre de grands services également dans les opérations pratiquées sur le col. Enfin, c'est un excellent appareil d'éclairage pour l'examen au spéculum quand la lumière du jour n'est pas suffisante ou n'est pas utilisable.

Mais c'est surtout comme laryngoscope et comme otoscope que notre instrument est destiné à trouver un emploi très fréquent.

Les laryngologistes emploient soit des appareils fixes posés sur une table entre eux et leur malade, soit un miroir frontal destiné à éclairer par réflexion.

Dans le premier cas, la table est plus ou moins machinée pour mettre l'instrument à la hauteur du patient, et l'opérateur est gêné non seulement par la lumière qui s'échappe entre les diverses pièces de l'appareil, mais surtout par l'interposition de la lampe et de ses accessoires.

Cet inconvénient est si réel que j'ai vu, l'an passé, Krishaber, quoique inventeur d'un laryngoscope fixe des plus répandus, se servir du miroir frontal pour l'examen du larynx.

Le miroir frontal nous paraît préférable assurément aux appareils fixes, car il laisse à l'opérateur la liberté de ses mouvements, mais la lumière qu'il fournit est peu intense, et chaque déplacement du malade exige de la part du médecin un effort pour envoyer dans une bonne direction les rayons réfléchis de sa lampe.

Avec le photophore rien de semblable ; installé en face du malade, l'opérateur n'a pas besoin de s'occuper de l'éclairage, qui suit tous ses mouvements.

Pour l'examen des oreilles et pour les opérations qui se pratiquent sur le tympan et le conduit auditif externe, le photophore électrique est d'un puissant secours. Nous recommandons d'employer de préférence aux spéculums en métal, ceux en ébonite, à cause des reflets lumineux renvoyés par les premiers et de sortir le plus possible la lentille, de façon à limiter le champ lumineux.

L'éclairage de notre photophore nous a rendu dernièrement de grands services, en nous facilitant l'excision de polypes du nez. L'intensité de sa lumière en font un excellent appareil pour la rhinoscopie tant postérieure qu'antérieure.

Nous ne pouvons avoir l'intention d'exposer dans cet opuscule toutes les circonstances où le photophore électrique pourra être employé. Disons cependant que les dentistes s'en serviront utilement pour certaines opérations. Ils pourront, en éclairant les dents fortement, diagnostiquer par les troubles de transparence certaines altérations qui échapperaient sans cela à leur investigation.

Ajoutons que la pile qui sert à actionner le photophore peut en même temps, au moyen du moteur Trouvé, mettre en mouvement le tour de White et chauffer les petits cautères dont ils se servent fréquemment.

L'emploi de ces petits cautères qui font partie de l'ingénieux polyscope électrique de M. G. Trouvé, sont d'un usage fréquent dans le traitement des maladies de la gorge, du nez et des oreilles. Nous considérons comme un sérieux avantage que la pile qui fournit la lumière à notre photophore puisse en même temps chauffer ces petits instruments.

DESCRIPTION DE LA PILE DE M. G. TROUVÉ

Chaque batterie se compose d'une auge en chène garnie de quatre à six cuvettes en ébonite (fig. 5),

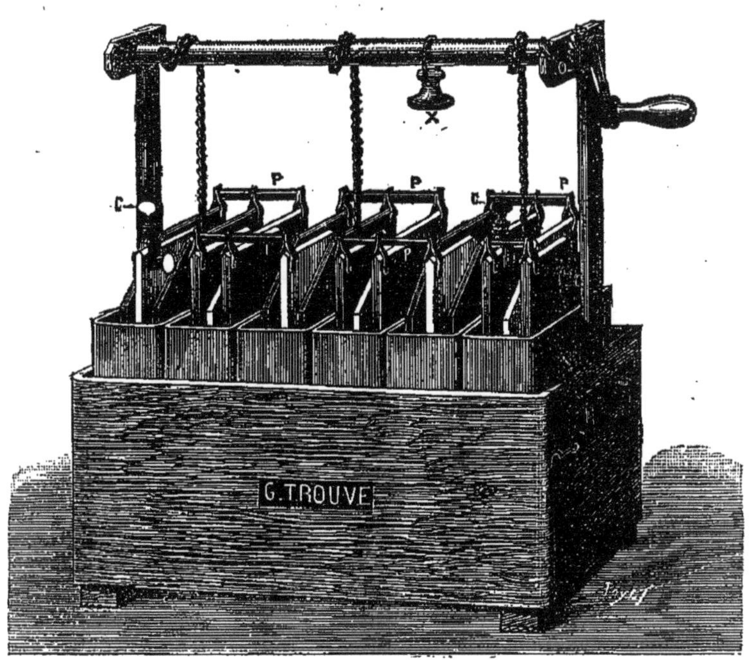

Fig. 5.

qui contiennent le liquide de chaque élément. Les zincs et les charbons, reliés entre eux par des pinces mobiles, sont montés sur un treuil qui permet de faire varier à volonté leur immersion dans le liquide et de régler le débit en plongeant plus ou moins les éléments, c'est-à-dire en faisant varier la résistance intérieure de la batterie et sa surface active.

Un arrêt en bois empêche les éléments de sortir complètement des cuves ; en supprimant cet arrêt, en le poussant de côté, la hauteur du treuil permet de les rendre absolument indépendants, de manière à vider ou à remplir les cuves en ébonite.

La face antérieure de l'auge est munie, à cet effet, d'une charnière qui permet de l'ouvrir et de sortir les cuvettes sans déranger les éléments.

Ceux-ci sont formés d'une lame de zinc et de deux charbons cuivrés galvaniquement à leur partie supérieure. Le zinc présente une encoche qui sert à les fixer à l'axe métallique recouvert de caoutchouc qui supporte les éléments. Cette disposition permet de déplacer très rapidement les zincs pour les amalgamer ou les remplacer.

La composition du liquide pour une batterie de six éléments, est la suivante :

Eau. . . . . 8 kilog.
Bichromate de potasse pul-
    vérisé. . . . . 1 —
Acide sulfurique, ... 3^k,600 gr.

Voici comment la solution se prépare :

On met dans une tourie d'une contenance de 15 litres, 8 litres d'eau, soit trois fois une des cuvettes

d'ébonite de l'appareil, puis on ajoute le bichromate
de potasse pulvérisé. On agite de façon à en faciliter la
dissolution, puis on verse en mince filet en remuant
constamment les $3^k,600$ d'acide sulfurique. Il est très
important de mettre 8 à 10 minutes pour cette opération. Sous l'influence de l'acide sulfurique, le mé-
lange s'échauffe peu à peu et le bichromate, une fois
dissous, ne dépose pas par cristallisation en se refroi-
dissant.

On doit attendre que la dissolution soit refroidie
avant de l'introduire dans la batterie.

Selon M. Hospitalier, auquel nous empruntons
presque textuellement la description que nous venons
de donner, cette pile est le réservoir d'énergie le plus
léger actuellement connu ; elle dépasse de beaucoup
à poids égal, les résultats fournis par les accumulateurs.

MODE D'EMPLOI DU PHOTOPHORE

Dans notre cabinet, la pile est placée à droite de nous, sous une table, où se trouvent tous les instruments dont nous pouvons avoir besoin pour l'opération ou l'examen que nous devons faire.

Au moment de nous ser,ir du photophore que nous supposons placé sur notre front, nous n'avons qu'à faire plonger les éléments dans le liquide, ce qui se fait on ne peut plus facilement au moyen du treuil de la pile que nous avons sous la main.

Chaque fois que la pile est chargée à neuf, il faut déterminer avec soin la profondeur à laquelle on doit faire plonger les éléments. Pour cela, nous plaçons le photophore sur la table, bien en face de nous, après avoir retiré la lentille pour apercevoir facilement le filament de charbon de la lampe. Puis lentement nous descendons les zincs et les charbons jusqu'à ce que l'incandescence soit suffisante. Alors, au moyen d'une courroie graduée nous fixons les deux arbres de la pile, de façon à ce qu'ils ne puissent pas s'écarter davantage. Nous n'avons plus dans les allumages ultérieurs à nous occuper de régler l'intensité, puisque la courroie est là pour nous arrêter. Quand, après un long usage, la pile commence à s'affaiblir, nous rendons à la lampe tout son éclat, en faisant plonger les éléments un peu plus profondément, et nous fixons la courroie à une ou deux divisions plus loin.

Nous laissons le photophore constamment fixé à la pile, par ses conducteurs, afin d'éviter d'oublier après un examen de relever les éléments, ce qui userait le liquide et les zincs en pure perte. La lumière de la lampe est, dans ce cas, un véritable avertisseur qui empêche les omissions.

Ajoutons que si un accident arrivait à la lampe, rien ne serait plus facile que de la remplacer, le cylindre qui la renferme s'ouvrant très facilement.

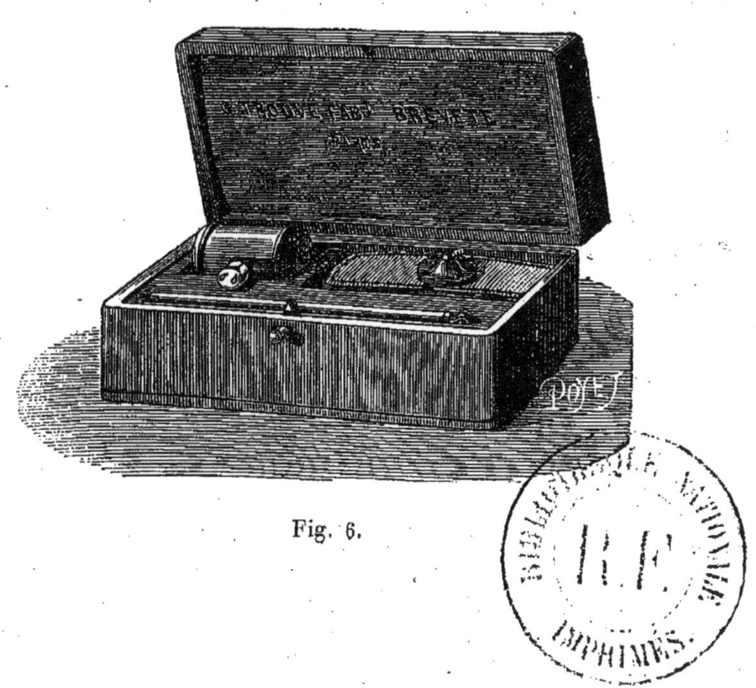

Fig. 6.

Rouen. — Imp. Léon Deshays, rue des Carmes, 58.

Le **Photophore électrique**, qui a été présenté à l'Académie des Sciences par M. Boulley, le 16 avril 1883, et le lendemain à l'Académie de Médecine par M. Dujardin-Beaumetz, a déjà reçu de nombreuses applications en dehors de la médecine.

M. Trouvé a construit une pile qui peut se porter en sautoir ou sur le dos comme un sac de soldat, et a disposé des Photophores pour être fixés aux casques des pompiers, pour qu'ils puissent ainsi se diriger dans l'obscurité, en conservant la liberté de leurs mouvements. Un appareil analogue est destiné aux musiques militaires.

Une autre disposition permet aux ouvriers gaziers de pénétrer la nuit, sans crainte d'accident, dans un appartement rempli de gaz, de chercher une fuite et de la réparer comme en plein jour.

On conçoit tous les avantages que les mineurs et les plongeurs peuvent avoir à se servir de cet appareil.

Les aéronautes, dans leurs ascensions nocturnes, s'en servent pour lire les indications de leurs instruments, et pour projeter au loin des rayons lumineux, soit pour s'éclairer, soit pour signaler leur présence.

Les petits bateaux de plaisance, actionnés par le moteur de M. Trouvé, sont maintenant munis du Photophore, qui éclaire leur route dans l'obscurité.

L'application de notre instrument était tout indiquée pour les horlogers et les graveurs.

Nous nous occupons actuellement d'une disposition qui en ferait un appareil pour les projections de dessins sur verre ou de photographies, si utiles dans l'enseignement.

M. Trouvé vient d'en faire une application des plus curieuses au théâtre, en remplaçant la lentille ordinaire par des morceaux de verre taillés à facettes. Il a obtenu ainsi des imitations de pierres précieuses d'un effet surprenant.

Du même Auteur

—

Etude sur quelques cas d'hémiplégie hystérique. 1870.

De l'Anesthésie produite par l'application prolongée de la bande d'Esmarch, dans les grandes amputations. 1874.

De la transfusion du sang, dans l'hémorrhagie postpartum. 1877.

Du mécanisme de la rupture spontanée de l'utérus pendant l'accouchement. 1877.

Etude de physiologie expérimentale sur la ligature du cordon ombilical. 1877.

Anévrisme de l'aorte, traité par l'électro-ponture. 1879.

Visite aux hôpitaux de Londres. Application de la méthode antiseptique à la chirurgie et aux accouchements. 1881.

Recherches sur les contractions utérines provoquées par l'électricité. 1882.

Etc.

———

www.ingramcontent.com/pod-product-compliance
Ingram Content Group UK Ltd.
Pitfield, Milton Keynes, MK11 3LW, UK
UKHW021044120726
13693UKWH00006B/2419